essentials

Essentials liefern aktuelles Wissen in konzentrierter Form. Die Essenz dessen, worauf es als „State-of-the-Art" in der gegenwärtigen Fachdiskussion oder in der Praxis ankommt. *Essentials* informieren schnell, unkompliziert und verständlich

- als Einführung in ein aktuelles Thema aus Ihrem Fachgebiet
- als Einstieg in ein für Sie noch unbekanntes Themenfeld
- als Einblick, um zum Thema mitreden zu können

Die Bücher in elektronischer und gedruckter Form bringen das Fachwissen von Springerautor*innen kompakt zur Darstellung. Sie sind besonders für die Nutzung als eBook auf Tablet-PCs, eBook-Readern und Smartphones geeignet. *Essentials* sind Wissensbausteine aus den Wirtschafts-, Sozial- und Geisteswissenschaften, aus Technik und Naturwissenschaften sowie aus Medizin, Psychologie und Gesundheitsberufen. Von renommierten Autor*innen aller Springer-Verlagsmarken.

Niko Hems

Überinformiert und fehlgeleitet: Digitale Fehlinformation im Gesundheitsbereich

Strategien für Gesundheitsfachkräfte

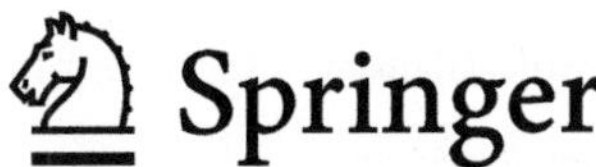 Springer

Niko Hems
Hamburg, Deutschland

ISSN 2197-6708   ISSN 2197-6716   (electronic)
essentials
ISBN 978-3-662-73362-2   ISBN 978-3-662-73363-9   (eBook)
https://doi.org/10.1007/978-3-662-73363-9

Die Deutsche Nationalbibliothek verzeichnet diese Publikation in der Deutschen Nationalbibliografie; detaillierte bibliografische Daten sind im Internet über https://portal.dnb.de abrufbar.

Springer ist ein Imprint der eingetragenen Gesellschaft Springer-Verlag GmbH, DE und ist ein Teil von Springer Nature.
Die Anschrift der Gesellschaft ist: Heidelberger Platz 3, 14197 Berlin, Germany

Wenn Sie dieses Produkt entsorgen, geben Sie das Papier bitte zum Recycling.

Was Sie in diesem *essential* finden können

- Warum digitale Plattformlogiken Fehlinformationen im Gesundheitsbereich systematisch begünstigen
- Typische Muster, durch die Daten, Studien und Risiken online missverstanden oder verzerrt werden
- Psychologische und soziale Mechanismen, die Misstrauen verstärken und Korrekturen erschweren
- Kommunikationsstrategien für klare Evidenzvermittlung, Korrektur von Fehlannahmen und schwierige Gespräche
- Praktische Prinzipien für eine professionelle digitale Präsenz sowie institutionelle Social-Media-Kommunikation

Vorwort

Seit mehreren Jahren beschäftige ich mich intensiv mit digitaler Gesundheitskommunikation und den Folgen wachsender Informationsmengen sowie der daraus entstehenden Unsicherheit und dem Verlust des Vertrauens. In meiner Arbeit an einer präventivmedizinischen Klinik beobachte ich täglich, wie Patienten mit einer Vielzahl widersprüchlicher Inhalte konfrontiert werden – oft noch bevor sie überhaupt ein erstes Gespräch mit einem Arzt führen konnten. Die Grenzen zwischen fundiertem Wissen, vereinfachten Darstellungen und irreführenden Aussagen verschwimmen zunehmend, besonders auf dynamischen Plattformen wie Instagram, TikTok oder YouTube.Im Austausch mit Ärzten, Wissenschaftlern, Fachkräften aus der Prävention und mit Patienten hat sich gezeigt, dass Fehlinformation nicht allein ein Problem mangelnder Faktenkenntnis ist. Sie entsteht an Schnittstellen: dort, wo Unsicherheit, hohe Komplexität und algorithmisch verstärkte Inhalte aufeinandertreffen. Die Folgen reichen von verzerrten Risikowahrnehmungen bis hin zu einem spürbaren Vertrauensverlust gegenüber medizinischen Empfehlungen. Für Fachkräfte wird es dadurch schwieriger, Orientierung zu geben und wissenschaftliche Evidenz einzuordnen.Viele der in diesem Essential dargestellten Ansätze entstammen meiner praktischen Arbeit in der strategischen Gesundheitskommunikation sowohl in der Klinik als auch auf Social Media. Grundlage sind wiederkehrende Beobachtungen: Patienten bringen bereits gefestigte Vorstellungen mit in die Sprechstunden, Suchmaschinen und soziale Netzwerke formen Erwartungen, und selbst korrekte Informationen können durch missverständliche Darstellungen ihre Wirkung verlieren. Die wissenschaftliche Literatur zu Mechanismen digitaler Fehlinformation wächst, doch konkrete Handlungsempfehlungen für den medizinischen Alltag sind bislang begrenzt.Dieses Essential möchte dazu beitragen, diese Lücke zu verkleinern. Es richtet sich an Gesundheitsfachkräfte aller

Bereiche und soll dabei unterstützen, digitale Kommunikationsmechanismen besser zu verstehen, Fehlinformation strukturiert einzuordnen und evidenzbasierte Inhalte so zu vermitteln, dass sie Vertrauen fördern. Die hier dargestellten Modelle und Empfehlungen orientieren sich am aktuellen Kenntnisstand und praktischer Erfahrung. Sie sollen helfen, mit der veränderten Informationslandschaft professionell umzugehen und digitale Kanäle für eine klare, nachvollziehbare und verlässliche Gesundheitskommunikation zu nutzen.

Hamburg, Deutschland   Niko Hems

Inhaltsverzeichnis

Über den Autor

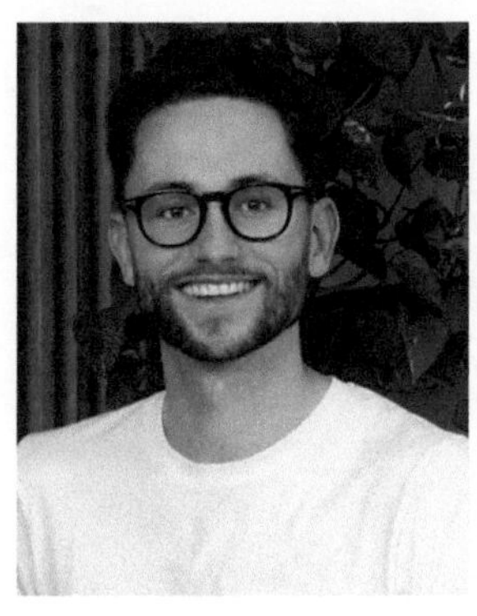

Niko Hems ist Head of Growth bei YEARS in Berlin und arbeitet an der Schnittstelle von Prävention, datenbasierter Gesundheitskommunikation und digitaler Produktentwicklung. Er verantwortet und leitet die Außenkommunikation und das Wachstum der Präventivklinik. Niko hält einen M.Sc. in Management & Data Analytics und studiert parallel im M.Sc.-Programm Longevity Sciences. Neben seiner beruflichen Tätigkeit hat er einen bekannten Social-Media-Auftritt, auf dem er regelmäßig gesundheitsbezogene Fehlinformationen einordnet, korrigiert und evidenzbasierte Inhalte verständlich vermittelt.

Niko Hems, M.Sc. YEARS Joachimsthaler Straße 34 10719 Berlin niko@nikohems.de, nikohems.de

Einleitung: Das Vertrauen zerbricht

1

Der digitale Informationsraum hat die Gesundheitskommunikation sichtbar verändert. Inhalte entstehen heute in hoher Frequenz, werden oft ohne fachliche Prüfung weiterverbreitet und stehen unmittelbar neben evidenzbasierten Empfehlungen. Für viele Menschen ist es dadurch schwieriger geworden, die Qualität medizinischer Aussagen zu beurteilen. Die Folge ist ein Spannungsfeld, in dem Gesundheitsfachkräfte zunehmend mit vorgeprägten Annahmen und widersprüchlichen Erwartungen konfrontiert werden.

Algorithmen verstärken vereinfachte oder emotional formulierte Botschaften, während differenzierte wissenschaftliche Ergebnisse oft weniger Reichweite erhalten. Das beeinflusst Risikowahrnehmungen und begünstigt die Entstehung von Fehlinformation – selbst dann, wenn die zugrunde liegenden Daten eigentlich eindeutig sind. Gleichzeitig nimmt das Vertrauen in klassische Institutionen ab, insbesondere wenn wissenschaftliche Unsicherheiten unklar kommuniziert oder Meinungswechsel missverstanden werden.

In der präventivmedizinischen Praxis zeigt sich dieser Wandel deutlich. Viele Patienten suchen bereits mit feststehenden Online-Narrativen professionelle Beratung auf. Diese Inhalte bestimmen nicht selten den Gesprächsverlauf und führen zu zusätzlichem Erklärbedarf, der über die eigentliche medizinische Fragestellung hinausgeht. Fachkräfte müssen dadurch stärker einordnen und Orientierung geben, zusätzlich zur eigentlichen Beratung.

© Der/die Autor(en), exklusiv lizenziert an Springer-Verlag GmbH, DE, ein Teil von Springer Nature 2026
N. Hems, *Überinformiert und fehlgeleitet: Digitale Fehlinformation im Gesundheitsbereich*, essentials,
https://doi.org/10.1007/978-3-662-73363-9_1

Daraus geht hervor, dass Gesundheitskommunikation eine strukturelle Anpassung an die digitale Realität braucht. Die folgenden Kapitel zeigen, wie Fehlinformation entsteht, warum sie psychologisch so beständig ist und welche Strategien geeignet sind, um evidenzbasierte Inhalte klar, verständlich und vertrauensbildend zu vermitteln.

Wie Fehlinformation entsteht 2

2.1 Strukturelle Dynamiken digitaler Plattformen

Digitale Fehlinformation im Gesundheitsbereich hat sich in den vergangenen Jahren zu einem strukturellen Problem entwickelt. Sie entsteht nicht zufällig, sondern ist das Ergebnis klarer Muster: technischer Mechanismen, psychologischer Verzerrungen und sozialer Dynamiken. Im Gegensatz zu klassischer Wissensvermittlung, die auf überprüfte Inhalte und institutionelle Verantwortung setzt, operieren digitale Plattformen in einem Umfeld hoher Geschwindigkeit und geringer Qualitätskontrolle. Die Folge ist ein Informationsraum, in dem sich irreführende Aussagen besonders leicht verbreiten. Eine der am besten belegten Beobachtungen ist, dass Falschinformationen online schneller, weiter und häufiger geteilt werden als korrekte Inhalte (Vosoughi et al., 2018). Dieses Gefälle bildet den Rahmen, in dem Gesundheitsfachkräfte heute kommunizieren müssen.

Digitale Plattformen priorisieren Inhalte nicht nach fachlicher Validität, sondern nach Interaktionen. Empfehlungsalgorithmen analysieren Nutzerverhalten und steigern die Sichtbarkeit von Beiträgen, die Aufmerksamkeit erzeugen. Wissenschaftliche Inhalte, die naturgemäß komplexer sind und Unsicherheiten offenlegen, erreichen unter diesen Bedingungen seltener eine hohe Reichweite.

Wichtig
Forschung zeigt, dass Informationen, die vereinfacht, emotional gerahmt oder klar in ihrem Deutungsangebot sind, systematisch besser performen als differenzierte wissenschaftliche Erklärungen (Berger & Milkman, 2012; Brady et al., 2017; Scheufele & Krause, 2019).

© Der/die Autor(en), exklusiv lizenziert an Springer-Verlag GmbH, DE, ein Teil von Springer Nature 2026
N. Hems, *Überinformiert und fehlgeleitet: Digitale Fehlinformation im Gesundheitsbereich*, essentials,
https://doi.org/10.1007/978-3-662-73363-9_2

3

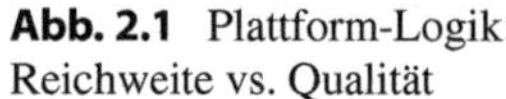

Abb. 2.1 Plattform-Logik: Reichweite vs. Qualität

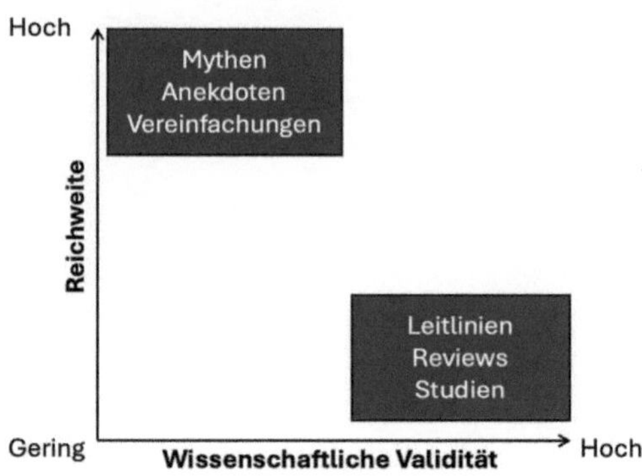

Das gilt besonders im Gesundheitsbereich, wo biologische und epidemiologische Zusammenhänge häufig schwer verständlich sind. Abb. 2.1 veranschaulicht dieses strukturelle Spannungsfeld zwischen Reichweite und Evidenzgrad auf digitalen Plattformen.

Hinzu kommt die Geschwindigkeit der Wissensproduktion. Während Evidenzsynthesen Monate oder Jahre benötigen, entstehen online täglich tausende neue Einschätzungen, Erfahrungsberichte und Mutmaßungen. Nutzer reagieren darauf mit heuristischen Strategien: Verständlichkeit, Kürze und persönliche Relevanz werden zu wesentlichen Auswahlkriterien. Studien zeigen, dass Menschen eher Inhalte teilen, die kognitiv leicht zu verarbeiten sind (Alter & Oppenheimer, 2009; Brashier & Marsh, 2020). Unter diesen Bedingungen erhalten Inhalte mit klaren, reduzierten Botschaften eine systematische Reichweitenpriorisierung gegenüber differenzierten Darstellungen.

Ein weiteres Problem ist die geringe Effektivität formaler Korrekturmechanismen. Obwohl viele Plattformen Fact-Checking-Prozesse implementiert haben, erreichen Richtigstellungen häufig nur einen Bruchteil derjenigen, die zuvor die Falschinformation gesehen haben. Mehrere Untersuchungen dokumentieren, dass Korrekturen verspätet eintreffen, seltener geteilt werden und in ihrer Wirkung begrenzt sind (Ecker et al., 2022). Dieser Rückstand begünstigt den continued influence effect, also das Fortwirken falscher Informationen trotz Richtigstellung (Walter & Tukachinsky, 2020).

2.2   Typische Entstehungsmuster von Fehlinformation

Übersicht
- **Selektive Evidenzauswahl und Cherry-Picking**
- **Fehldeutung von statistischen Zusammenhängen**
- **Verwandlung von Hypothesen in scheinbare Gewissheiten**
- **Der Verstärkungseffekt wiederholter Inhalte**

Selektive Evidenzauswahl und Cherry-Picking

Ein zentraler Mechanismus besteht darin, einzelne Studien oder Befunde aus dem Kontext der Gesamtforschung herauszulösen. Besonders in sozialen Medien werden biologische Plausibilitäten oder vorläufige Laborergebnisse häufig als Beleg für weitreichende Schlussfolgerungen herangezogen. Forschung zur Erkennung selektiv dargestellter Daten zeigt, dass solche Muster oft nicht zuverlässig erkannt werden und Urteile beeinflussen können (Mochizuki et al., 2024). Dies betrifft sowohl die Darstellung von Nahrungsergänzungsmitteln als auch populäre Themen wie Hormone, Stoffwechsel oder Trainingseffekte.

Fehldeutung von statistischen Zusammenhängen

Ein weiteres Muster ist die Gleichsetzung von Korrelation und Kausalität. Einzelbeobachtungen oder Trenddaten werden als Beweis mechanistischer Zusammenhänge interpretiert. Auch die Darstellung relativer Risiken ohne Angabe absoluter Werte führt regelmäßig zu falschen Schlussfolgerungen. Studien belegen, dass Menschen Effekte systematisch überschätzen, wenn Risiken unvollständig kommuniziert werden (Gigerenzer & Edwards, 2003; Spiegelhalter, 2017).

Verwandlung von Hypothesen in scheinbare Gewissheiten

Ein häufiges Phänomen im digitalen Raum besteht außerdem darin, dass vorläufige Forschungsergebnisse schneller verbreitet werden, als sie eingeordnet werden können. Eine Analyse der frühen COVID-19-Phase zeigt, dass viele Fehlinformationen auf dem Missverständnis basierten, dass hypothetische Zusammenhänge als bestätigte Erkenntnisse dargestellt wurden (Brennen et al., 2020). Dieses Muster findet sich auch im Anti-Aging-Bereich, in der Ernährungsdiskussion und bei Interventionen ohne ausreichende Studiendaten.

Der Verstärkungseffekt wiederholter Inhalte

Wiederholung erhöht subjektive Glaubwürdigkeit. Der sogenannte illusory truth effect ist gut dokumentiert: Inhalte wirken überzeugender, wenn sie mehrfach präsentiert werden – unabhängig von ihrer faktischen Richtigkeit (Brashier & Marsh, 2020). Digitale Plattformen verstärken diesen Effekt erheblich, weil Inhalte durch algorithmische Empfehlungen in kurzer Zeit mehrfach in verschiedenen Varianten erscheinen.

2.3   Die Rolle von KI-Systemen und automatisierten Textmodellen

Mit der zunehmenden Verbreitung generativer KI-Systeme entsteht eine weitere Quelle digitaler Fehlinformation.

Wichtig
Sprachmodelle generieren Inhalte, indem sie Wortfolgen statistisch vorhersagen; sie verfügen jedoch über keine interne Mechanik zur Überprüfung medizinischer Korrektheit (Bender et al., 2021).

Peer-reviewed Untersuchungen zeigen, dass KI-Modelle im medizinischen Kontext plausible, aber sachlich unzutreffende Aussagen formulieren können (Chelli et al., 2024; Fatima et al., 2024). Diese Fehler sind häufig schwer zu erkennen, da sie in formal korrekter Sprache auftreten und die Struktur fachlicher Argumentation imitieren.

Neben diesen „Halluzinationen" besteht ein zweiter zentraler Mechanismus: die Übernahme fehlerhafter Muster aus Trainingsdaten. Modelle, die auf großen Mengen öffentlich verfügbarer Inhalte basieren, replizieren systematisch vorhandene Verzerrungen, einschließlich veralteter Konzepte und bereits widerlegter Gesundheitsmythen (Bender et al., 2021; Weidinger et al., 2021).

In Themenbereichen mit hoher Online-Aktivität – etwa Ernährung, Supplementierung, Prävention oder chronische Erkrankungen – kann KI dadurch unbeabsichtigt Fehlinformation verstärken.

Hinzu kommt, dass viele Nutzer KI-Antworten als besonders vertrauenswürdig wahrnehmen. Studien zeigen, dass KI-generierte Antworten in medizinischen Kontexten von Laien häufig als qualitativ höher bewertet werden als ärztliche Antworten, selbst wenn beide inhaltlich ähnlich sind (Ayers et al., 2023). Dieser Vertrauensvorsprung kann dazu führen, dass unzutreffende Inhalte aus KI-Systemen nur schwer zu korrigieren sind. In der Gesamtbetrachtung wird deutlich, dass KI eine neue Ebene der Fehlinformationsdynamik schafft, die ohne spezifische Kommunikationsstrategien kaum beherrschbar ist.

2.4 Systemische Ursachen: Warum Fehlinformation dauerhaft stabil bleibt

Digitale Fehlinformation verschwindet in vielen Fällen nicht, selbst wenn belastbare Gegeninformationen verfügbar sind. Das liegt selten an einem einzelnen Missverständnis, sondern an Bedingungen, die ihre Stabilität begünstigen. Dazu zählen Unterschiede in Gesundheitskompetenz, die Struktur digitaler Informationsräume sowie soziale Orientierungsmechanismen, die bestimmen, welche Inhalte überhaupt als relevant oder glaubwürdig wahrgenommen werden.

Ein Teil des Problems liegt in der Verarbeitung medizinischer Information im Alltag. Studien zeigen, dass viele Menschen Risikoangaben, Wahrscheinlichkeiten und Unsicherheiten nur begrenzt einordnen können; dadurch gewinnen vereinfachte Erklärungen und klare Handlungsangebote an Attraktivität (Sørensen et al., 2015; Spiegelhalter, 2017). Parallel wirken digitale Plattformen als Verstärker: Inhalte werden schnell, wiederholt und oft in zugespitzten Varianten präsentiert. Dadurch können sich bestimmte Deutungsmuster festsetzen, auch wenn sie fachlich nicht tragen.

Hinzu kommt, dass Korrekturen strukturell im Nachteil sind. Richtigstellungen erreichen häufig weniger Menschen als die ursprüngliche Behauptung und kommen oft zu spät, um die erste Interpretation zuverlässig zu ersetzen (Ecker et al., 2022; Walter & Tukachinsky, 2020). In Summe entsteht ein Umfeld, in dem Fehlinformationen nicht nur entstehen, sondern auch dann weiterwirken können, wenn sie widerlegt wurden.

Für die Einordnung von Fehlinformation ist daher zentral, zu verstehen, welche Bedingungen ihre Stabilität begünstigen. Genau hier setzt das nächste Kapitel an: Es zeigt, welche psychologischen Mechanismen dazu beitragen, dass Fehlinformationen trotz Gegenbelegen plausibel bleiben; und warum reine Faktenkorrektur oft nicht ausreicht.

Psychologie des Misstrauens

3

3.1 Kognitive Verzerrungen und ihre Rolle bei Fehlannahmen

Fehlinformation entfaltet im Gesundheitskontext eine besondere Wirkung, weil die Verarbeitung wissenschaftlicher Inhalte oftmals nicht neutral erfolgt. Kognitive Vereinfachungsprozesse und selektive Wahrnehmungsmuster gelten als stabile Grundlage dafür, dass falsche Überzeugungen Bestand haben können. Ein zentraler Mechanismus ist der Confirmation Bias: Menschen suchen bevorzugt nach Informationen, die bestehende Überzeugungen stützen, und interpretieren widersprechende Hinweise als weniger relevant (Nickerson, 1998). Dieser Effekt ist besonders ausgeprägt, wenn Themen emotional besetzt oder identitätsrelevant sind.

Ein zweiter Mechanismus betrifft die Überschätzung eigener Kompetenz. Der sogenannte Dunning-Kruger-Effekt beschreibt, dass Personen mit geringer Expertise ihre Fähigkeiten systematisch überschätzen (Dunning, 2011). Im Gesundheitsbereich verstärkt dieser Befund die Bereitschaft, eigene Einschätzungen höher zu gewichten als evidenzbasierte Empfehlungen – etwa bei Ernährungstrends, Präventionsmaßnahmen oder Supplementierung.

Hinzu kommt motiviertes Denken, also die Tendenz, Informationen entlang persönlicher Ziele, Werte oder Ängste zu verarbeiten (Kunda, 1990). Dabei werden nicht die plausibelsten Argumente bevorzugt, sondern jene, die das eigene Selbstbild oder die eigene Weltanschauung stabilisieren. Unsicherheit spielt ebenfalls eine wichtige Rolle: Menschen neigen dazu, wissenschaftliche Ambiguität zu vermeiden. Die sogenannte Ambiguitätsaversion führt dazu, dass probabilistische Aussagen als unbefriedigend empfunden werden (Huettel et al., 2006). Dadurch

N. Hems, *Überinformiert und fehlgeleitet: Digitale Fehlinformation im Gesundheitsbereich*, essentials,
https://doi.org/10.1007/978-3-662-73363-9_3

erscheinen Erklärungen, die klare Ursache-Wirkungs-Zusammenhänge anbieten, auf den ersten Blick attraktiver – unabhängig von ihrer empirischen Tragfähigkeit.

Schließlich wirken Mechanismen wie die illusory pattern perception, also die Tendenz, Zusammenhänge selbst dort zu erkennen, wo keine vorliegen. Diese Verzerrung ist in der Forschung zu Verschwörungsannahmen gut dokumentiert und begünstigt besonders im Gesundheitsbereich das Entstehen plausibel klingender, aber unbelegter Hypothesen (van Prooijen & Douglas, 2018). Zusammen bilden diese Verzerrungen einen kognitiven Rahmen, der Fehlinformation strukturell bevorzugt.

3.2   Emotionale Einflussfaktoren auf Gesundheitsüberzeugungen

Emotionen beeinflussen die Verarbeitung gesundheitsbezogener Informationen stärker, als es in klassischen Kommunikationsmodellen lange angenommen wurde. Wie bereits angedeutet, wirken Emotionen nicht nur als Verstärker, sondern bestimmen mit, welche Informationen überhaupt als relevant wahrgenommen werden. Angst ist in diesem Zusammenhang besonders bedeutsam. Sie führt zu erhöhter Bedrohungssensitivität und einer stärker problemorientierten Aufmerksamkeit, wodurch Menschen verstärkt nach Informationen suchen, die ihnen unmittelbare Kontrolle oder schnelle Lösungswege versprechen (Lerner et al., 2015). Unter solchen Bedingungen geraten differenzierte Darstellungen leicht in den Hintergrund, weil sie Unsicherheiten betonen, anstatt Handlungsfähigkeit zu vermitteln.

Neben Angst spielt auch Hoffnung eine zentrale Rolle. Gesundheitsversprechen, die einfache Interventionen, schnelle Resultate oder natürliche Lösungen hervorheben, aktivieren positive Emotionen und wirken motivierend. Studien zeigen, dass solche Inhalte bevorzugt weitergegeben werden, da sie das Gefühl von Handlungsfähigkeit erhöhen und zugleich die Weitergabe durch emotionale Aktivierung begünstigen (Berger & Milkman, 2012; Brady et al., 2017). Dieser Mechanismus trägt dazu bei, dass besonders im Präventions- und Lifestyle-Bereich alternative oder vereinfachte Ansätze hohe Resonanz finden.

Ein weiterer Faktor ist die Wirkung moralischer Emotionen wie Empörung. Sie erzeugen ein starkes Aktivierungspotenzial und fördern die Polarisierung von Gesundheitsdebatten. Inhalte, die moralische Vorwürfe gegen Institutionen oder wissenschaftliche Akteure beinhalten, wirken nicht primär aufgrund ihres Informationsgehalts, sondern aufgrund ihrer sozialen Implikationen (Brady et al.,

2017). Empörung erleichtert soziale Mobilisierung und erzeugt subjektive Gewissheit, selbst bei geringer faktischer Basis.

Schließlich beeinflussen Stress und kognitive Überlastung die Art und Weise, wie Menschen Informationen bewerten. Unter Belastung steigt die Wahrscheinlichkeit, auf intuitive Heuristiken zurückzugreifen. Das führt dazu, dass Menschen argumentative Komplexität meiden und sich stärker an emotional aufgeladenen, leicht zugänglichen Inhalten orientieren. Für Gesundheitsfachkräfte ergibt sich daraus die Notwendigkeit, kommunikative Angebote so zu gestalten, dass sie emotional stabilisierend wirken und keine zusätzliche Belastung erzeugen – ein Aspekt, der in traditionellen Aufklärungsmodellen kaum berücksichtigt wurde.

3.3 Soziale Identität und Gruppenprozesse

Fehlinformation entfaltet ihre Wirkung meistens nicht im isolierten Individuum, sondern in sozialen Kontexten, die bestimmen, welche Informationen als vertrauenswürdig gelten. Die Soziale-Identitäts-Theorie beschreibt, dass Menschen ihre Zugehörigkeit über Gruppen definieren und Informationen bevorzugen, die diese Zugehörigkeit bestätigen (Tajfel & Turner, 1986). In Gesundheitsdiskursen zeigt sich dies daran, dass bestimmte Ernährungs-, Fitness- oder Präventionsgemeinschaften normative Leitbilder entwickeln, die festlegen, welche Sichtweisen innerhalb der Gruppe akzeptiert sind.

Digitale Gemeinschaften verstärken diesen Prozess. Online-Foren, geschlossene Messenger-Gruppen oder themenspezifische Social-Media-Räume schaffen eine Struktur, in der bestimmte Denkweisen wiederholt bestätigt werden. Studien zeigen, dass diese Gruppen Informationen teilen und zugleich gemeinsame Identitäten produzieren, die definieren, was als glaubwürdig gilt (Cinelli et al., 2021; Van Bavel et al., 2020). Dadurch entsteht eine Normenlandschaft, die fachliche Korrekturen erschwert, weil sie als Störung der internen Kohärenz empfunden werden.

Ein wichtiger Mechanismus ist die soziale Kostenstruktur von Meinungsänderungen. Personen, die in einer Community abweichende Positionen äußern, riskieren Statusverlust oder Ausschluss. Der soziale Preis für kognitive Flexibilität kann daher höher sein als der Nutzen einer korrekten Information. Dieses Muster erklärt, warum evidenzbasierte Empfehlungen bei manchen Gruppen kaum Wirkung entfalten, selbst wenn sie fachlich klar sind.

Darüber hinaus fungiert soziale Bestätigung als Verstärkungsfaktor: Sichtbarkeit, Likes oder positive Rückmeldungen dienen als sozialer Indikator dafür, welche Inhalte unterstützt werden. Diese Signale wirken identitätsstiftend und fördern die Verbreitung bestimmter Narrative, unabhängig von ihrer Evidenzbasis. Für

Gesundheitsfachkräfte bedeutet das, dass Kommunikation stärker darauf ausgerichtet sein muss, wie Informationen in sozialen Räumen interpretiert werden – nicht nur, ob sie inhaltlich korrekt sind.

3.4 Vertrauen als Grundlage evidenzbasierter Gesundheitskommunikation

Wie bereits angedeutet, ist Vertrauen eine zentrale Voraussetzung dafür, dass evidenzbasierte Informationen überhaupt verarbeitet und in Entscheidungen integriert werden. Entscheidend ist dabei: Vertrauen entsteht nicht automatisch durch formale Qualifikation. Ärztliche Expertise ist ein wichtiger Faktor, garantiert jedoch keineswegs, dass Empfehlungen akzeptiert oder befolgt werden.

Vertrauen speist sich stattdessen aus einem Zusammenspiel mehrerer Dimensionen. Das in Abb. 3.1 dargestellte Modell verdeutlicht, dass für den Aufbau von nachhaltigem Vertrauen drei Säulen gleichermaßen stabil sein müssen (Mayer et al., 1995):

1. **Fachliche Kompetenz**: Das fundierte Wissen und die methodische Qualifikation.
2. **Integrität**: Die Wahrnehmung von Ehrlichkeit, Konsistenz und Unbestechlichkeit.
3. **Wahrgenommenes Wohlwollen**: Die erlebte Empathie und die Überzeugung, dass das Wohl des Gegenübers im Zentrum der Motivation steht.

Menschen bewerten Gesundheitsinformationen daher nicht isoliert nach ihrem wissenschaftlichen Gehalt, sondern immer auch nach der Person, die sie vermittelt. Fehlt eine dieser Säulen – etwa wenn zwar Kompetenz vorhanden ist, aber das Wohlwollen nicht spürbar wird –, bricht der Vertrauensrahmen instabil zusammen. Empirisch und praktisch zeigt sich, dass Vertrauen häufig an Heuristiken geknüpft ist, die mit medizinischer Qualifikation nur indirekt zu tun haben. Sichtbare körperliche Fitness, eine überzeugende persönliche Erfolgsgeschichte, rhetorische Sicherheit oder eine starke Präsenz in sozialen Medien können als Kompetenzindikatoren missverstanden werden. Solche Signale wirken besonders dann, wenn sie mit klaren, einfachen Botschaften kombiniert werden und im Kontrast zur als komplex oder widersprüchlich wahrgenommenen institutionalisierten Medizin stehen. In diesen Konstellationen kann subjektive Plausibilität fachliche Evidenz überlagern.

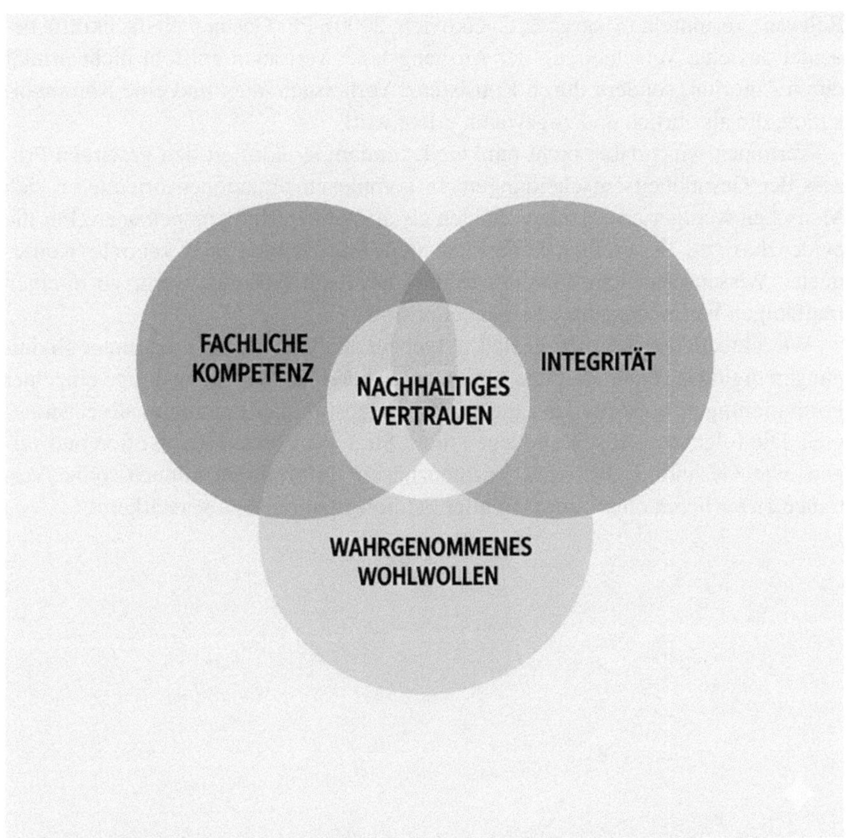

Abb. 3.1 Drei Säulen des nachhaltigen Vertrauens. (Angelehnt an Mayer et al., 1995)

Hinzu kommt eine ausgeprägte Asymmetrie des Vertrauens: Es wird langsam aufgebaut, kann aber durch einzelne kommunikative Brüche rasch verloren gehen. Widersprüchliche Empfehlungen, wahrgenommene Intransparenz oder der Eindruck, Unsicherheiten würden verschwiegen, unterminieren Vertrauen nachhaltig (O'Neill, 2002). Gerade in Situationen hoher Unsicherheit wenden sich Menschen dann verstärkt alternativen Informationsquellen zu, die emotional kohärent erscheinen und Orientierung versprechen, auch wenn deren Inhalte wissenschaftlich nicht belastbar sind.

Soziale Kontexte verstärken diesen Effekt. In Milieus mit institutionellem Misstrauen gewinnen Akteure an Bedeutung, die Nähe, Identifikation und persönliche

Relevanz vermitteln (Siegrist & Cvetkovich, 2000). Für Gesundheitsfachkräfte bedeutet das eine Verschiebung der Ausgangslage: Vertrauen entsteht nicht primär durch Autorität, sondern durch Konsistenz, Vorhersagbarkeit und eine Kommunikation, die als ehrlich und zugewandt erlebt wird.

Vertrauen wirkt dabei nicht punktuell, sondern strukturiert den gesamten Prozess der Gesundheitsentscheidungen. In komplexen Situationen orientieren sich Menschen weniger an einzelnen Fakten als an stabilen Referenzpersonen. Für die evidenzbasierte Gesundheitskommunikation folgt daraus eine zentrale Konsequenz: Wissenschaftliche Inhalte entfalten nur dann Wirkung, wenn sie in einen tragfähigen Vertrauensrahmen eingebettet sind.

Wie ein solcher Rahmen gezielt aufgebaut, stabilisiert und auch unter Bedingungen digitaler Dynamik aufrechterhalten werden kann, ist keine Frage einzelner Formulierungen, sondern das Ergebnis fein abgestimmter kommunikativer Strategien. Die folgenden Abschnitte legen diese Strategien systematisch offen und zeigen, wie Gesundheitsfachkräfte evidenzbasiert informieren können, ohne Vertrauen zu verlieren oder unbeabsichtigt Fehlinformationen zu verstärken.

Strategien für evidenzbasierte Gesundheitskommunikation

4

4.1 Evidenz klar und einordnungsfähig vermitteln

Evidenz wird im klinischen Alltag oft nicht daran gemessen, wie umfassend sie ist, sondern wie gut sie verstanden wird. Fachkräfte stehen vor der Aufgabe, komplexe Inhalte so zu vermitteln, dass Menschen erkennen können, was für ihre Entscheidung wirklich relevant ist. Dazu braucht es keine Vereinfachung im Sinne eines Informationsverlusts, sondern eine klare Struktur, die Orientierung ermöglicht.

Ein zentraler Schritt besteht darin, früh im Gespräch deutlich zu machen, worum es eigentlich geht. Eine klar formulierte Kernbotschaft reduziert kognitive Last und erlaubt es den Beteiligten, weitere Informationen leichter zu verorten (McGuire, 1985; Reyna, 2012). Dieser Einstieg bildet den Bezugspunkt, an dem spätere Details anschließen. Personen, die medizinische Informationen erhalten, suchen häufig nach einer Art innerem Koordinatensystem – nach einem Hinweis, was sie zuerst verstehen sollen und welche Aspekte ergänzend betrachtet werden können. Eine kurze Strukturierung – „Worum geht es genau? Was bedeutet das für Sie? Welche Optionen lassen sich daraus ableiten?" – gibt ihnen diese Orientierung, ohne belehrend zu wirken.

Ein weiterer wichtiger Aspekt betrifft Risikoangaben. Prozentwerte oder relative Risikoreduktionen werden leicht überschätzt, während absolute Zahlen oder einfache Bezugswerte eine deutlich präzisere Vorstellung vermitteln (Gigerenzer & Edwards, 2003; Spiegelhalter, 2017). Formulierungen wie „Bei 1000 Personen profitieren im Durchschnitt X", kombiniert mit einer kurzen Einordnung („Das ist gemessen an vergleichbaren Maßnahmen ein moderater/geringer/hoher Effekt"), schaffen Klarheit. Auch negative Effekte lassen sich so verständlich beschreiben,

N. Hems, *Überinformiert und fehlgeleitet: Digitale Fehlinformation im Gesundheitsbereich*, essentials, https://doi.org/10.1007/978-3-662-73363-9_4

ohne unnötig zu verunsichern. Diese Form der Risikokommunikation wirkt besonders gut, wenn sie direkt an die zuvor genannte Kernbotschaft anknüpft.

Medizinische Unsicherheit spielt in vielen Gesprächen ebenfalls eine Rolle. Sie sollte weder verschleiert noch zu technisch dargestellt werden. Menschen reagieren positiv auf eine transparente, aber strukturierte Darstellung der Grenzen des Wissens (Fischhoff, 2011; Spiegelhalter, 2017). Entscheidend ist die anschließende Einordnung: Wie lässt sich trotz unvollständiger Datenlage eine fundierte Empfehlung treffen? Welche Faktoren überwiegen? Welche Alternativen stehen zur Verfügung? Diese Form der Orientierung verhindert, dass Unsicherheit als Beliebigkeit missverstanden wird.

Schließlich erleichtert es die Verständlichkeit erheblich, wenn wesentliche und ergänzende Informationen klar voneinander getrennt werden. Viele Fachkräfte tendieren dazu, umfangreiche Details zu liefern, die zwar korrekt sind, aber den zentralen Punkt verdecken. Eine Priorisierung – „Das sollten Sie unbedingt wissen; das ist ergänzend, falls Sie tiefer einsteigen möchten" – entlastet die Gesprächssituation (McGuire, 1985; Reyna, 2012). So bleibt mehr Raum für Nachfragen, und Menschen können sich schrittweise ein Bild machen.

Diese Vorgehensweise schafft einen Kommunikationsstil, der auf klare Linien aufbaut: eine gut erkennbare Kernbotschaft, nachvollziehbare Risikoangaben, transparente Einordnung von Unsicherheit und eine sichtbare Unterscheidung zwischen zentralen und ergänzenden Aspekten. Dadurch wird Evidenz vermittelt und zugleich handhabbar gemacht.

4.2 Fehlinterpretationen adressieren und Fehlinformationen korrigieren

Fehlinformation wirkt oft deshalb stabil, weil sie Orientierung bietet. Kommunikation, die an dieser Stelle ansetzt, muss nicht nur korrigieren, sondern zwingend eine tragfähige Alternative bereitstellen. Ziel ist es, eine Korrektur zu formulieren, die nicht defensiv wirkt, sondern eine klare, nachvollziehbare Erklärung liefert.

Ein hilfreicher Ausgangspunkt ist die Reihenfolge der Darstellung. Korrekturen wirken besonders dann, wenn sie mit der fachlichen Kernbotschaft beginnen und erst danach erläutern, welche Missverständnisse entstanden sind (Ecker et al., 2022; Lewandowsky et al., 2017). Diese Struktur verhindert, dass die irreführende Information unnötig wiederholt wird. Stattdessen steht von Beginn an im Raum, was inhaltlich gilt. Die anschließende Einordnung – etwa warum bestimmte Annahmen naheliegend, aber nicht zutreffend sind – schafft eine Brücke, ohne den Mythos aufzuwerten.

Ein weiterer zentraler Punkt besteht darin, die Erklärungslücke zu schließen, die viele Mythen füllen. Wenn nur gesagt wird, was nicht stimmt, bleibt die Frage offen, wie es denn tatsächlich ist. Diese Leerstelle begünstigt die Rückkehr zur ursprünglichen Fehlannahme. Eine robuste Korrektur erklärt daher nicht nur den Fehler, sondern bietet eine verständliche, konkrete Alternativerklärung an. Diese sollte einfach genug sein, um einprägsam zu sein, aber präzise genug, um die tatsächliche Datenlage widerzuspiegeln.

Vorausschauende Aufklärung – Prebunking – kann ebenfalls ein wirksames Werkzeug sein. Wenn Menschen zu Beginn eines Gesprächs erfahren, welche Missverständnisse typischerweise auftreten, fällt es ihnen leichter, diese einzuordnen (van der Linden et al., 2017; van der Linden et al., 2020). Dies kann mit einem kurzen Hinweis geschehen, der weder alarmiert noch belehrt: „In diesem Bereich kursieren häufig vereinfachte Aussagen; wir schauen uns gleich an, wie die Daten tatsächlich aussehen." Diese Form der Vorbereitung reduziert den Einfluss späterer Falschinformationen, weil die kognitiven Muster bereits benannt wurden.

Nicht jede Überzeugung lässt sich jedoch vollständig korrigieren. In solchen Situationen ist es sinnvoll, den Schwerpunkt auf sichere Entscheidungswege zu legen. Schadensbegrenzung bedeutet, Menschen Handlungsmöglichkeiten aufzuzeigen, die Risiken reduzieren, auch wenn sie an bestimmten Annahmen festhalten. Beispiele sind Empfehlungen, präzise Indikatoren zu beobachten oder bestimmte riskante Maßnahmen zu vermeiden. Dieser Ansatz sorgt dafür, dass Fehleinschätzungen nicht automatisch zu gesundheitlichen Nachteilen führen. Er wahrt die Beziehungsebene und erzeugt keine defensive Haltung.

Eine wirksame Korrektur ist daher kein direkter Gegenschlag, sondern eher ein Orientierungshilfsmittel. Sie gibt einen klaren fachlichen Maßstab, erklärt verständlich, warum bestimmte Annahmen nicht tragen, bietet eine präzise Alternativerklärung und schafft sichere Entscheidungspfade – selbst dann, wenn eine vollständige Meinungsänderung nicht sofort möglich ist.

4.3   Praktische Gesprächsführung in schwierigen Situationen

Gespräche über Gesundheitsfragen verlaufen selten linear. Menschen bringen Erwartungen, Sorgen, vorgefertigte Meinungen und unterschiedliche Grade an Vorwissen mit. Eine wirksame Gesprächsführung berücksichtigt diese Ausgangslage, ohne von der fachlichen Linie abzuweichen.

Abb. 4.1 Dreiteiliges
Kommunikationsmodell

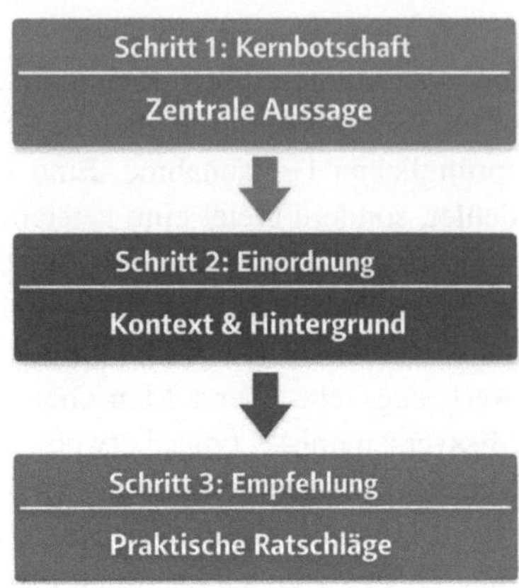

Wichtig

Entscheidend ist ein Stil, der Kooperation signalisiert und Orientierung bietet.
Ein hilfreicher Gesprächsbeginn besteht darin, zunächst zu klären, welche Fragen oder Befürchtungen auf Patientenseite im Raum stehen. Viele Missverständnisse entstehen, weil Fachkräfte direkt in die Erklärung einsteigen, bevor sie wissen, welche Aspekte eigentlich relevant sind. Eine kurze Klärung – „Was beschäftigt Sie an diesem Thema besonders?" – ermöglicht es, die anschließende Kommunikation präzise auszurichten. Sie verhindert, dass Informationen am Bedarf vorbeigehen.

Bei widersprüchlichen Erwartungen oder verfestigten Überzeugungen kann eine validierende Eingangsbemerkung helfen, Widerstände abzubauen. Dabei geht es nicht darum, Inhalte zu bestätigen, sondern die emotionale Lage zu würdigen (Epstein & Street, 2007; Suchman et al., 1997). Aussagen wie „Ich verstehe, dass das verunsichert" schaffen ein Gesprächsklima, das Aufnahmebereitschaft fördert. Erst nach dieser Klärung folgt die fachliche Einordnung. Dieser Ablauf – erst Orientierung im emotionalen Raum, dann sachliche Analyse – wirkt stabilisierend und reduziert die Wahrscheinlichkeit von Abbrüchen oder Abwehrreaktionen.

Ein strukturierter Aufbau erleichtert den weiteren Verlauf. Bewährt hat sich eine klare Dreiteilung, wie in Abb. 4.1 zu sehen.

Diese Struktur gibt dem Gespräch Rhythmus und sorgt dafür, dass Informationen nicht fragmentiert wirken (Makoul, 2001). Die Empfehlung sollte nicht normativ formuliert sein, sondern als begründeter Vorschlag: „Auf Basis der Datenlage erscheint es sinnvoll, dass …" Der Fokus liegt darauf, die Entscheidungsfindung zu unterstützen, nicht sie zu ersetzen.

Wenn eine Person stark von einer bestimmten Information überzeugt ist, kann es hilfreich sein, die zugrunde liegende Motivation zu verstehen. Menschen halten oft nicht an Fehleinschätzungen fest, weil sie die Fakten ablehnen, sondern weil die Annahme ein Gefühl von Kontrolle vermittelt oder Unsicherheit reduziert (Hornsey & Fielding, 2017; Kunda, 1990). In solchen Fällen sollte zunächst die Motivation angesprochen werden („Sie möchten sicherstellen, dass Sie nichts übersehen"), bevor die inhaltliche Korrektur erfolgt. Diese Reihenfolge erleichtert den Übergang zur fachlichen Ebene.

Bei komplexen Themen eignen sich kurze, logisch getrennte Abschnitte. Jede zentrale Aussage wird einzeln erläutert, idealerweise mit einem anschaulichen Beispiel oder einer einfachen Analogie. Dies verhindert Überforderung und gibt Personen die Möglichkeit, schrittweise zu folgen. Kleine Orientierungspunkte – „Drei Dinge sind hier wichtig …" – wirken strukturbildend und entlasten die Gesprächssituation.

Insgesamt entsteht eine Gesprächsführung, die nicht darauf abzielt, Menschen zu überzeugen, sondern ihnen eine klare, nachvollziehbare Grundlage für Entscheidungen zu geben. Sie anerkennt emotionale Aspekte, bietet Struktur und führt durch eine Form der Kooperation, die sowohl fachliche Autorität als auch zwischenmenschliche Stabilität wahrt.

5

5.1 Einstieg in die digitale Präsenz: innere Hürden und berufliche Verantwortung

Für viele Gesundheitsfachkräfte beginnt die Auseinandersetzung mit Social Media nicht mit technischen Fragen, sondern mit inneren Barrieren. Kaum jemand steigt unbefangen in eine digitale Öffentlichkeit ein. Die meisten haben in ihrem beruflichen Umfeld klare Rollen, vertraute Abläufe und ein Publikum, das weiß, wie medizinische Informationen einzuordnen sind. Der Schritt in ein offenes, oft unvorhersehbares Umfeld fühlt sich dagegen unsicher an. Diese Zurückhaltung ist nicht ungewöhnlich, sie ist fast schon typisch – und gerade deshalb ein guter Ausgangspunkt.

Viele fragen sich zunächst, ob sie überhaupt „gut genug" für eine digitale Präsenz wären. Das Gefühl, nicht ausreichend qualifiziert zu sein, obwohl man täglich komplexe klinische Entscheidungen trifft, ist ein bekanntes Muster. Es entsteht weniger aus fehlendem Wissen als aus dem Kontrast: Im klinischen Umfeld sind Kollegen mit ähnlichem Fachwissen präsent; online dagegen begegnet man einer heterogenen, teilweise sehr lauten Öffentlichkeit. Das kann zu einem Eindruck führen, man müsse in jedem Beitrag das gesamte Spektrum eines Fachgebiets abdecken. Tatsächlich verlangt niemand eine vollständige Darstellung. Was Menschen suchen, ist Orientierung – klare Aussagen, die ihnen helfen, verbreitete Missverständnisse einzuordnen oder Gesundheitsinformationen besser zu bewerten.

Hinzu kommt die Frage, ob man wirklich sichtbar sein möchte. Manche befürchten, dass Social Media zu einem Ort persönlicher Angriffsflächen wird,

21

N. Hems, *Überinformiert und fehlgeleitet: Digitale Fehlinformation im Gesundheitsbereich*, essentials, https://doi.org/10.1007/978-3-662-73363-9_5

andere empfinden es als unangenehm, die eigene Stimme oder das eigene Gesicht in einem Video zu sehen. Solche Bedenken sind nachvollziehbar. Digitale Kommunikation bedeutet jedoch nicht, dass man sich persönlich exponieren muss. Viele medizinische Stimmen kommunizieren rein sachlich, ohne private Einblicke, ohne emotionale Selbstinszenierung. Sie nutzen Social Media nicht als Bühne, sondern als Erweiterung ihrer beruflichen Rolle – ein Ort, an dem sie das tun, was sie ohnehin tun: Informationen ordnen, Themen erklären, Unsicherheiten einhegen.

Auch die Angst vor negativer Resonanz ist weit verbreitet. Digitale Kritik kann laut wirken, selbst wenn sie von wenigen kommt. Doch für Fachkräfte hat sie eine Besonderheit: Man muss sich nicht in jede Diskussion begeben. Die professionelle Rolle erlaubt eine klare Distanz. Ein Beitrag kann als Orientierung für die breite Öffentlichkeit gedacht sein, nicht als Einladung zur Debatte. Viele erfolgreiche medizinische Kommunikatoren reagieren nicht im Kommentarbereich, sondern greifen wesentliche Fragen in einem neuen, ruhigen Beitrag auf. Das mindert das Risiko von Eskalationen und stärkt gleichzeitig die fachliche Position.

Unsicherheit vor der Kamera ist ein weiterer häufiger Grund, nicht zu beginnen. Viele unterschätzen, wie wenig Perfektion doch tatsächlich nötig ist. Nutzer erwarten keine medial geschulten Auftritte, sondern Klarheit. Ein ruhig gesprochenes Video mit einer gut strukturierten Aussage wirkt oft überzeugender als ein technisch aufwendiges Format. Wer sich dennoch unwohl fühlt, kann auch ohne sichtbare Kamera arbeiten: Bildschirmaufnahmen, animierte Slides, Off-Stimme oder reine Textformate sind gültige Alternativen. Digitale Präsenz lässt sich schrittweise aufbauen, ohne den Anspruch, sofort in jedem Format souverän wirken zu müssen.

Die entscheidende Frage lautet daher nicht, ob man persönlich für Social Media „gemacht" ist, sondern ob man bereit ist, Verantwortung für ein Informationsumfeld zu übernehmen, in dem viele Menschen Orientierung suchen. Fachkräfte verfügen über Wissen, das eine unmittelbare gesellschaftliche Funktion erfüllt. Digitale Kommunikation ist eine Möglichkeit, dieses Wissen so bereitzustellen, dass es Menschen erreicht, die sonst vor unübersichtlichen oder irreführenden Quellen stehen. Die eigene Stimme wird dadurch nicht zum Risiko, sondern zum Werkzeug – kontrollierbar, skalierbar, und idealerweise ein Ruhepol in einer schnellen Umgebung.

Wenn diese inneren Hürden benannt sind, verändert sich die Perspektive. Der Einstieg wirkt weniger wie ein Sprung ins Ungewisse, sondern wie eine Erweiterung vertrauter Fähigkeiten. Erst dann entfaltet sich die Frage, wie sich Inhalte so gestalten lassen, dass sie auf digitalen Plattformen nicht nur sichtbar, sondern auch zuverlässig verständlich bleiben.

5.2 Inhalte plattformgerecht vermitteln: Unterschiede, Formate und praktische Umsetzung

Sobald eine Fachkraft beginnt, digitale Inhalte zu entwickeln, zeigt sich schnell, dass nicht jede Plattform die gleiche Sprache „versteht". Ein Beitrag, der auf Instagram gut funktioniert, wirkt auf TikTok zu langsam, und ein differenzierter Text, der auf LinkedIn Resonanz erzeugt, geht auf YouTube unter, wenn er nicht in eine klare Struktur gebracht wird. Die Herausforderung besteht deshalb nicht darin, Inhalte vollständig neu zu erfinden, sondern darin, sie so zu formen, dass sie im jeweiligen Format Stabilität behalten. Wer diesen Prozess beherrscht, kann aus einer fachlichen Botschaft verschiedene Zugänge erzeugen – jeweils angepasst an Tempo, Erwartung und Wahrnehmungsweise des Publikums.

Instagram etwa ist ein Umfeld, in dem Menschen Inhalte nebenbei konsumieren. Der Erfolg eines Beitrags entscheidet sich in Sekunden. Deshalb wird dort oft eine visuelle Eröffnung, die sofort zeigt, worum es geht, genutzt. Eine gelungene Hook kann lauten: „Warum viele ihren Entzündungswert falsch einschätzen" oder „Was ein niedriger Ferritinwert wirklich sagt". Solche Sätze funktionieren, weil sie keine Lösung versprechen, sondern ein Thema sichtbar machen, das im Alltag oft unklar bleibt. Menschen fühlen sich eingeladen, weiterzulesen. Der folgende Slider baut die Erklärung Schritt für Schritt auf: erst der Ausgangspunkt, dann die Kernaussage, dann die Einordnung. Diese Dreiteilung lässt sich nahezu beliebig skalieren. Manche erklären damit Laborwerte, andere ordnen Trends ein, wieder andere nutzen diese Struktur, um häufige Irrtümer zu entkräften – etwa die Verwechslung relativer und absoluter Risiken.

Ein besonders wirkungsvolles Format auf Instagram sind sogenannte „Reframes". Dabei wird ein bekannter Satz – etwa „Mein Vitamin-D-Wert ist niedrig, also brauche ich unbedingt X" – aufgenommen und in die korrekte Perspektive gesetzt. Menschen nehmen solche Reframes häufig gut an, weil sie vertraute Muster erkennen und zugleich lernen, wo die fachliche Grenze verläuft. Auch Serienformate funktionieren gut: zum Beispiel „Laborwerte in 30 s", „Fehleinschätzungen der Woche", „Drei Studien, die oft missverstanden werden". Diese Wiederkehr erzeugt Rhythmus und senkt die Einstiegshürde für neue Inhalte.

TikTok verlangt eine nochmal andere Geschwindigkeit. Dort zählt jede Sekunde, und die Erklärung beginnt am besten sofort. Eine typische Eröffnung könnte lauten: „Bevor Sie Ihren Cholesterinwert bewerten, sollten Sie Folgendes wissen." Ein klarer Satz, der sofort signalisiert, dass gleich etwas Nützliches folgt. Nutzer bleiben, wenn sie spüren, dass ihnen Orientierung geboten wird. TikTok kann genutzt werden, um kleine Denkanstöße zu geben, die das Verständnis medizinischer

Zusammenhänge verbessern. Kurze Analogien haben sich besonders bewährt. Ein Beispiel: „Ein einzelner hoher CRP-Wert ist wie ein Foto – interessant, aber erst mehrere Bilder zeigen, wie sich die Lage entwickelt." Diese Formulierungen helfen Menschen, Bedeutungen einzuordnen, ohne in Details zu versinken.

Reaktionsformate funktionieren auf TikTok ebenfalls gut. Fachkräfte können hier auf etwas reagieren, das viele gesehen haben (auch ohne zwingend die ursprüngliche Quelle zu zeigen – also auf direkte Konfrontation zu gehen). Sie beginnen dann etwa mit: „Viele haben mich gefragt, ob diese Aussage stimmt ..." und liefern eine kurze Einordnung. Dadurch wird Orientierung geschaffen, ohne dass der Algorithmus irreführende Inhalte weiter verstärkt (Lewandowsky et al., 2017; Schwarz et al., 2016).

Manche nutzen das Reaktionsformat auch, um komplexe Themen leicht verständlich zu machen, etwa den Unterschied zwischen Korrelation und Kausalität oder warum Schwankungen bei einzelnen Biomarkern normal sind. Entscheidend ist der Ton: ruhig, präzise und sachlich.

YouTube hingegen bietet die Möglichkeit, Themen vollständig aufzuzeigen. Ein solches Video beginnt idealerweise mit einer klaren Frage, die aus dem Alltag der Nutzer stammt: „Wie interpretiert man ein EKG richtig?" oder „Warum führen manche Studien zu scheinbar widersprüchlichen Ergebnissen?" Die folgende Darstellung sollte strukturiert sein, damit der Zuschauer nicht den roten Faden verliert. Einige Personen nutzen die Technik, ein komplexes Thema zunächst in drei große Abschnitte zu gliedern und jeden Abschnitt mit einem konkreten Beispiel zu erläutern. Das macht auch anspruchsvollere Inhalte greifbar.

YouTube eignet sich außerdem hervorragend für die Erklärung methodischer Grundlagen. Menschen sind oft dankbar, wenn Fachkräfte zeigen, wie man Studien bewertet, warum manche Kennzahlen leicht fehlinterpretiert werden oder wie man Aussagen über Risiken korrekt einordnet (Fischhoff, 2011; Spiegelhalter, 2017).

Dann gibt es noch LinkedIn. Diese Plattform spricht nochmal ein anderes Publikum an. Dort interessieren sich viele für Zusammenhänge, die über persönliche Gesundheit hinausgehen: Versorgung, Prävention, Strukturprobleme oder auch fehlerhafte öffentliche Debatten. Fachkräfte können diese Plattform nutzen, um aktuelle Entwicklungen einzuordnen oder aufzuzeigen, welche Fragen in Diskussionen oft übersehen werden. Ein sachlicher Beitrag zur Einordnung einer neuen Leitlinie, eine ruhige Erklärung zu einem Ernährungstrend oder eine professionelle Bewertung einer Studie entfalten hier große Wirkung. Die Beiträge sollten kurz genug sein, um nicht zu überfordern, aber klar genug, um Orientierung zu schaffen. LinkedIn eignet sich auch gut, um eigene Gedanken in einer Arbeitsweise-Logik zu zeigen: Warum man bestimmte Empfehlungen ausspricht, wo man

Grenzen zieht, was die Evidenz tatsächlich zulässt – und was nicht (Moorhead et al., 2013; Ventola, 2014).

Blogs und Newsletter wie Substack ermöglichen schließlich eine Tiefe, die auf „schnelleren" Plattformen wie TikTok unmöglich ist. Hier können Fachkräfte ein Thema vollständig ausarbeiten und zu einem eigenen Bezugsrahmen machen. Viele nutzen dies, um monatliche Einordnungen zu aktuellen Studien zu veröffentlichen oder komplexe Präventionsthemen zu erklären. Leser wissen, dass sie dort Inhalte finden, die nicht auf Tempo optimiert sind, sondern auf Genauigkeit und Nachvollziehbarkeit. Das schafft eine Art digitales Fundament: Wenn auf anderen Plattformen Fragen auftauchen, kann auf diese ausführlichen Texte verwiesen werden. So entsteht eine stabile inhaltliche Linie, die über verschiedene Formate hinweg sichtbar bleibt (Moorhead et al., 2013). Ein gutes Beispiel bietet hier Eric Topol – schauen Sie es sich gerne an!

Eine der praktischsten Strategien für plattformübergreifendes Arbeiten besteht darin, den Inhalt zunächst in seiner längsten Form zu formulieren – häufig als kurzer Essay oder als längere Videoerklärung – und erst danach in jeweils passende Formate zu zerlegen. Dieses Vorgehen verhindert, dass Bedeutungen verloren gehen, wenn man kürzt. Die lange Form gibt dem Inhalt seine fachliche Präzision, die kurzen Varianten erzeugen Reichweite. Wer so arbeitet, stellt sicher, dass auf allen Plattformen dieselbe Aussage sichtbar bleibt – nur in unterschiedlichen Verpackungen.

Personen, die sich in dieser Form an digitale Kommunikation herantasten, berichten häufig, dass die anfängliche Unsicherheit schnell verschwindet. Denn sobald man erkennt, wie stark die Form den Inhalt trägt, wird aus Social Media kein unüberschaubarer Ort, sondern ein Werkzeugkasten: Jede Plattform erlaubt eine andere Art von Erklärung. Und wer den gleichen Gedanken in mehrere Formate übersetzen kann, erreicht Menschen dort, wo sie tatsächlich suchen – in der Geschwindigkeit, die ihr Alltag zulässt.

5.3 Umgang mit Fehlinformation im öffentlichen Raum

Wenn Gesundheitsinhalte in sozialen Medien falsch dargestellt werden, entsteht oft das Gefühl, man müsse sofort reagieren. Doch eine wirksame Reaktion unterscheidet sich deutlich von einem direkten Widerspruch oder einer persönlichen Auseinandersetzung. In digitalen Räumen lesen viele mit, die nicht kommentieren. Diese stille Gruppe bildet das eigentliche Publikum. Für sie muss eine Korrektur verständlich, sachlich und stabil wirken.

Beginnen sollte man mit einer Richtigstellung. Menschen sollen sofort erkennen, was gilt. Erst danach folgt eine kurze Erklärung, warum verbreitete Interpretationen nicht tragen. Fachkräfte, die öffentlich einordnen, berichten häufig, dass diese Reihenfolge Spannung aus der Situation nimmt. Sie verhindert, dass der irreführende Inhalt im Mittelpunkt steht, und lenkt den Blick auf die Orientierung, die eigentlich gesucht wird (Ecker et al., 2022; Lewandowsky et al., 2017).

Eine direkte Gegenrede unter einem viralen Beitrag ist hingegen selten der beste Weg. Oft bringt sie zusätzliche Sichtbarkeit für Inhalte, die sonst weniger Aufmerksamkeit erhalten hätten. Eine wirksame Alternative besteht darin, einen eigenen Beitrag zu veröffentlichen, der die richtige Einordnung formuliert, ohne den ursprünglichen Post zu wiederholen.

In Fällen, in denen offensichtliche Fehlinformationen wiederholt auftreten, bietet sich ein standardisiertes Format an: zuerst die fachliche Kernaussage, dann ein kurzer Vergleich mit typischen Missverständnissen, abschließend eine Handlungsperspektive. Solche Formate entlasten sowohl die Fachkraft als auch das Publikum. Sie reduzieren die Erwartung, jede Diskussion individuell auflösen zu müssen, und schaffen eine wiedererkennbare Struktur, die Orientierung bietet.

Wenn eine Person auf Korrekturen ablehnend reagiert, ist das kein Zeichen für ein Scheitern der Kommunikation. In der Regel verändert sich die Debatte nicht durch Gegenstimmen, sondern durch Klarheit. Eine ruhige, kurze Zusammenfassung und der bewusste Abbruch weiterer Diskussion reichen aus. Das Ziel ist nicht Überzeugung, sondern Stabilität: Wer mitliest, soll erkennen, wo die evidenzbasierte Linie verläuft.

Digitale Fehlinformation lassen sich nicht vollständig verhindern. Aber Fachkräfte können dazu beitragen, dass sie weniger Schaden anrichtet, indem sie klar, nüchtern und ohne Eskalation reagieren. Entscheidend ist nicht die Lautstärke, sondern die Verlässlichkeit des Signals.

5.4   Digitale Vertrauensbildung für Fachkräfte

Vertrauen entsteht im digitalen Raum oft schrittweise. Es entwickelt sich, wenn Menschen über längere Zeit erkennen, wie eine fachliche Stimme arbeitet. Für Gesundheitsfachkräfte bedeutet das, dass die Art der Kommunikation ebenso wichtig ist wie der Inhalt. Nutzer achten darauf, ob jemand regelmäßig einordnet, ob Argumente nachvollziehbar sind und ob beim Thema geblieben wird, selbst wenn Diskussionen emotional geladen sind (Moorhead et al., 2013; Ventola, 2014).

Eine klare Struktur in der eigenen digitalen Präsenz wirkt vertrauensbildend. Viele beginnen mit einem Format, das sich leicht wiederholen lässt: kurze

Erklärfolgen, wöchentliche Einordnungen, monatliche Hintergrundartikel oder Videos, die grundlegende Fragen beantworten. Solche Formate verringern den Druck, ständig Neues produzieren zu müssen, und führen fast automatisch zu einer verlässlichen Linie.

Wichtig ist auch die Art, wie Fachkräfte Grenzen setzen. Menschen dürfen verstehen, dass Social Media kein Ort für individuelle Diagnosen oder persönliche Empfehlungen ist. Eine sachliche Formulierung wie „Dieser Beitrag dient der Einordnung, nicht der Beurteilung einzelner Fälle" schafft Klarheit, ohne Distanz aufzubauen. Leser nehmen solche Hinweise nicht als Einschränkung wahr, sondern als Zeichen professioneller Verantwortung (Ventola, 2014).

Digitale Glaubwürdigkeit entsteht außerdem durch Transparenz über die eigene Arbeitsweise. Fachkräfte können offenlegen, wie sie zu ihren Schlussfolgerungen kommen, welche Datenlage sie berücksichtigen oder warum bestimmte Aussagen vorsichtig formuliert werden. Diese Offenheit macht nicht angreifbar – sie stärkt die Wahrnehmung von Sorgfalt (Moorhead et al., 2013).

Der Umgang mit Kritik prägt ebenfalls den Eindruck, den Menschen gewinnen. Es ist oft hilfreicher, wiederkehrende Fragen in einem separaten Beitrag zu beantworten, statt in langen Kommentarsträngen Stellung zu beziehen. Eine solche Vorgehensweise zeigt, dass die Anliegen ernst genommen werden, ohne sich in unproduktive Debatten zu verstricken. Gleichzeitig bleibt die Kommunikation fokussiert.

Digitale Vertrauensbildung bedeutet deshalb nicht, alles perfekt zu formulieren oder auf jede Reaktion zu antworten. Sie bedeutet, dauerhaft die gleiche fachliche Linie sichtbar zu machen: transparent, ruhig, strukturiert und unabhängig davon, ob ein Beitrag wenige oder viele Menschen erreicht.

5.5   Social Media als Werkzeug für Organisationen und Institutionen

Für Organisationen bietet der digitale Raum die Möglichkeit, Gesundheitskommunikation strategisch zu gestalten. Anders als Einzelpersonen können Institutionen kontinuierliche Informationsangebote aufbauen, die unabhängig von einzelnen Ereignissen Orientierung bieten. Damit diese Wirkung entsteht, braucht es feste Abläufe und klare inhaltliche Entscheidungen.

Zunächst ist ein redaktioneller Rahmen entscheidend. Inhalte müssen geprüft, eingeordnet und einheitlich formuliert werden, bevor sie veröffentlicht werden. Ein solcher Prozess gewährleistet, dass Botschaften konsistent bleiben, auch wenn verschiedene Personen daran mitwirken. Viele Institutionen definieren dazu feste

Kriterien: Grundlage der Aussage, Qualität der Quelle, Zielgruppe und empfohlene Formulierungen. Diese Standardisierung wirkt nicht bürokratisch, sondern vertrauensfördernd, weil sie Transparenz schafft.

Regelmäßigkeit ist ein zweiter Baustein. Institutionen, die wöchentlich oder monatlich Themen einordnen, senken die Schwelle für Informationssuche. Menschen wissen, dass ein verlässlicher Kanal existiert, der komplexe Entwicklungen ruhig und nachvollziehbar darstellt. Besonders hilfreich sind Reihen zu häufigen Missverständnissen, zu Fragen der Prävention oder zu aktuellen wissenschaftlichen Erkenntnissen. Sie erleichtern Orientierung ohne Überfrachtung.

Institutionen können außerdem gezielt mit Multiplikatoren zusammenarbeiten – Personen, die in bestimmten Gruppen Vertrauen genießen. Die Zusammenarbeit sollte nicht im Sinne von Werbung verstanden werden, sondern als fachliche Übersetzung: Gesundheitsinformationen erreichen so Menschen, die institutionelle Kanäle sonst nicht nutzen würden. Voraussetzung ist, dass die Kernbotschaft stabil bleibt und nicht durch die Interpretation des Multiplikators verzerrt wird.

Schließlich ist es wichtig, Rückmeldungen aus digitalen Interaktionen systematisch zu erfassen. Kommentare, häufig gestellte Fragen oder Missverständnisse zeigen, wo Orientierung fehlt. Diese Informationen sind wertvoller Bestandteil der Kommunikationsstrategie: Sie machen sichtbar, welche Themen vertieft, vereinfacht oder regelmäßiger behandelt werden sollten.

Wenn Organisationen Social Media so nutzen – strukturiert, moderat, mit klarer Linie –, wird digitale Kommunikation zu einem Werkzeug der öffentlichen Gesundheit, nicht zu einem Nebenprodukt. Sie schafft Orientierung in einem Umfeld, das ohne solche Signale leicht unübersichtlich wird.

Zum Schluss: Orientierung als professionelle Aufgabe

Digitale Gesundheitskommunikation wird auf absehbare Zeit von Geschwindigkeit, Reichweitenlogik und hoher Unsicherheit geprägt bleiben. Fehlinformation ist daher kein Randphänomen, sondern ein wiederkehrender Bestandteil des Alltags – in Sprechstunden, in Präventionssettings und in der öffentlichen Kommunikation.

Dieses Essential hat gezeigt, dass wirksames Gegensteuern weniger über zusätzliche Faktenmengen gelingt als über Struktur: ein Verständnis der Entstehungsmechanismen, ein realistischer Blick auf psychologische und soziale Stabilisierungseffekte sowie eine Gesprächsführung, die Orientierung bietet, ohne zu eskalieren. Entscheidend ist, dass evidenzbasierte Inhalte anschlussfähig werden – kognitiv, emotional und sozial – und dass Unsicherheit professionell eingeordnet wird, statt sie unkommentiert stehen zu lassen.

Für Gesundheitsfachkräfte bedeutet das: Vertrauen wird zunehmend aktiv hergestellt. Durch nachvollziehbare Begründungen, transparente Grenzen, konsistente Kommunikation und eine digitale Präsenz, die nicht laut sein muss, aber verlässlich. Wer diese Rolle übernimmt, reduziert nicht jede Fehlinformation; aber er senkt ihren Schaden und stärkt die Fähigkeit von Menschen, bessere Entscheidungen zu treffen.

Was Sie aus diesem *essential* mitnehmen können

- Fehlinformation entsteht meist aus dem Zusammenspiel von Plattform-mechanismen, Heuristiken und sozialen Dynamiken
- Vertrauen ist eine eigene Zielgröße: Kompetenz, Integrität und Wohlwollen müssen kommunikativ sichtbar werden
- Korrekturen wirken besser, wenn sie mit der Kernbotschaft starten und eine verständliche Alternativerklärung liefern
- Struktur reduziert Überforderung: klare Kernbotschaften, absolute Risiken und transparente Unsicherheits-Einordnung
- Digitale Präsenz kann professionell, ruhig und ohne Eskalation Orientierung schaffen – für Einzelpersonen wie Institutionen

Literatur

Alter, A. L., & Oppenheimer, D. M. (2009). Uniting the tribes of fluency to form a metacognitive nation. *Personality and Social Psychology Review, 13*(3), 219–235.

Ayers, J. W., Poliak, A., Dredze, M., et al. (2023). Comparing physician and artificial intelligence chatbot responses to patient questions posted to a public social media forum. *JAMA Internal Medicine, 183*(6), 589–596. https://doi.org/10.1001/jamainternmed.2023.1838

Bender, E. M., Gebru, T., McMillan-Major, A., & Shmitchell, S. (2021). On the dangers of stochastic parrots: Can language models be too big? In *Proceedings of the 2021 ACM Conference on Fairness, Accountability, and Transparency* (S. 610–623). Association for Computing Machinery. https://doi.org/10.1145/3442188.3445922

Berger, J., & Milkman, K. L. (2012). What makes online content viral? *Journal of Marketing Research, 49*(2), 192–205. https://doi.org/10.1509/jmr.10.0353

Brady, W. J., Wills, J. A., Jost, J. T., Tucker, J. A., & Van Bavel, J. J. (2017). Emotion shapes the diffusion of moralized content in social networks. *Proceedings of the National Academy of Sciences, 114*(28), 7313–7318. https://doi.org/10.1073/pnas.1618923114

Brashier, N. M., & Marsh, E. J. (2020). Judging truth. *Trends in Cognitive Sciences, 24*(8), 632–638. https://doi.org/10.1016/j.tics.2020.05.007

Brennen, J. S., Simon, F. M., Howard, P. N., & Nielsen, R. K. (2020). *Types, sources, and claims of COVID-19 misinformation.* Reuters Institute for the Study of Journalism, University of Oxford.

Chelli, M., Descamps, J., Bertaud-Gounot, V., Descamps, D., & Lamy, J.-B. (2024). Hallucination rates and reference accuracy of ChatGPT and Bard for systematic reviews: Comparative analysis. *Journal of Medical Internet Research, 26*, e53164. https://doi.org/10.2196/53164

Cinelli, M., Quattrociocchi, W., Galeazzi, A., et al. (2021). The echo chamber effect on social media. *Scientific Reports, 11*, 10954. https://doi.org/10.1038/s41598-021-90420-1

Dunning, D. (2011). The Dunning – Kruger effect: On being ignorant of one's own ignorance. *Advances in Experimental Social Psychology, 44*, 247–296.

Ecker, U. K. H., Lewandowsky, S., Cook, J., et al. (2022). The psychological drivers of misinformation belief and its resistance to correction. *Nature Reviews Psychology, 1*, 13–29. https://doi.org/10.1038/s44159-021-00006-y

Epstein, R. M., & Street, R. L. (2007). *Patient-centered communication in cancer care: Promoting healing and reducing suffering.* National Cancer Institute.

Fatima, A., Shafique, M. A., Mustafa, M., et al. (2024). ChatGPT in medicine: A cross-disciplinary systematic review of ChatGPT's artificial intelligence role in research, clinical practice, education, and patient interaction. *Medicine, 103*(32), e39250. https://doi.org/10.1097/MD.0000000000039250

Fischhoff, B. (2011). *Communicating risks and benefits: An evidence-based user guide.* U.S. Food and Drug Administration/U.S. Department of Health and Human Services.

Gigerenzer, G., & Edwards, A. (2003). Simple tools for understanding risks: From innumeracy to insight. *BMJ, 327*(7417), 741–744. https://doi.org/10.1136/bmj.327.7417.741

Hornsey, M. J., & Fielding, K. S. (2017). Attitude roots and persuasion: Toward a better understanding of what changes minds. *American Psychologist, 72*(5), 434–448. https://doi.org/10.1037/a0040431

Huettel, S. A., Stowe, C. J., Gordon, E. M., Warner, B. T., & Platt, M. L. (2006). Neural signatures of economic preferences for risk and ambiguity. *Neuron, 49*(5), 765–775.

Kunda, Z. (1990). The case for motivated reasoning. *Psychological Bulletin, 108*(3), 480–498.

Lerner, J. S., Li, Y., Valdesolo, P., & Kassam, K. S. (2015). Emotion and decision making. *Annual Review of Psychology, 66*, 799–823. https://doi.org/10.1146/annurev-psych-010213-115043

Lewandowsky, S., Ecker, U. K. H., & Cook, J. (2017). Beyond misinformation: Understanding and coping with the "post-truth" era. *Journal of Applied Research in Memory and Cognition, 6*(4), 353–369. https://doi.org/10.1016/j.jarmac.2017.07.008

van der Linden, S., Leiserowitz, A., Rosenthal, S., & Maibach, E. (2017). Inoculating the public against misinformation about climate change. *Global Challenges, 1*(2), 1600008. https://doi.org/10.1002/gch2.201600008

van der Linden, S., Roozenbeek, J., & Compton, J. (2020). Inoculating against fake news about COVID-19. *Proceedings of the National Academy of Sciences, 117*(34), 20699–20701. https://doi.org/10.1073/pnas.2004564117

Makoul, G. (2001). Essential elements of communication in medical encounters: The Kalamazoo consensus statement. *Academic Medicine, 76*(4), 390–393.

Mayer, R. C., Davis, J. H., & Schoorman, F. D. (1995). An integrative model of organizational trust. *Academy of Management Review, 20*(3), 709–734.

McGuire, W. J. (1985). Attitudes and attitude change. In G. Lindzey & E. Aronson (Hrsg.), *Handbook of social psychology* (3. Aufl., Bd. 2, S. 233–346). Random House.

Mochizuki, T., Chinn, C. A., Oura, H., & Yamaguchi, E. (2024). Recognizing cherry-picked data in scientific information: Epistemic challenge toward understanding comprehensive evidence. In R. Lindgren, C. Lo, L. V. Scharber, & L. C. Tong (Hrsg.), *ISLS annual meeting 2024: The 18th international conference of the learning sciences (ICLS) 2024 – Proceedings* (S. 1243–1246). International Society of the Learning Sciences.

Moorhead, S. A., Hazlett, D. E., Harrison, L., Carroll, J. K., Irwin, A., & Hoving, C. (2013). A new dimension of health care: Systematic review of the uses, benefits, and limitations of social media for health communication. *Journal of Medical Internet Research, 15*(4), e85. https://doi.org/10.2196/jmir.1933

Nickerson, R. S. (1998). Confirmation bias: A ubiquitous phenomenon in many guises. *Review of General Psychology, 2*(2), 175–220.

O'Neill, O. (2002). *A question of trust*. Cambridge University Press.

van Prooijen, J.-W., & Douglas, K. M. (2018). Belief in conspiracy theories: Basic principles of an emerging research domain. *European Journal of Social Psychology, 48*(7), 897–908. https://doi.org/10.1002/ejsp.2530

Reyna, V. F. (2012). A theory of medical decision making and health: Fuzzy-trace theory. *Medical Decision Making, 32*(6), 850–865. https://doi.org/10.1177/0272989X12447261

Scheufele, D. A., & Krause, N. M. (2019). Science audiences, misinformation, and fake news. *Proceedings of the National Academy of Sciences, 116*(16), 7662–7664. https://doi.org/10.1073/pnas.1902396116

Schwarz, N., Newman, E., & Leach, W. (2016). Making the truth stick and the myths fade: Lessons from cognitive psychology. *Psychological Science in the Public Interest, 17*(3), 59–96. https://doi.org/10.1177/1529100616676993

Siegrist, M., & Cvetkovich, G. (2000). Perception of hazards: The role of social trust and knowledge. *Risk Analysis, 20*(5), 713–719.

Sørensen, K., Pelikan, J. M., Röthlin, F., et al. (2015). Health literacy in Europe: Comparative results of the European health literacy survey (HLS-EU). *BMC Public Health, 15*, 1050. https://doi.org/10.1186/s12889-015-2215-x

Spiegelhalter, D. (2017). Risk and uncertainty communication. *Annual Review of Statistics and Its Application, 4*, 31–60. https://doi.org/10.1146/annurev-statistics-010814-020148

Suchman, A. L., Markakis, K., Beckman, H. B., & Frankel, R. (1997). A model of empathic communication in the medical interview. *JAMA, 277*(8), 678–682. https://doi.org/10.1001/jama.1997.03540320082047

Tajfel, H., & Turner, J. C. (1986). The social identity theory of intergroup behavior. In S. Worchel & W. G. Austin (Hrsg.), *Psychology of intergroup relations* (S. 7–24). Nelson-Hall.

Van Bavel, J. J., Baicker, K., Boggio, P. S., et al. (2020). Using social and behavioural science to support COVID-19 pandemic response. *Nature Human Behaviour, 4*, 460–471. https://doi.org/10.1038/s41562-020-0884-z

Ventola, C. L. (2014). Social media and health care professionals: Benefits, risks, and best practices. *P & T, 39*(7), 491–520.

Vosoughi, S., Roy, D., & Aral, S. (2018). The spread of true and false news online. *Science, 359*(6380), 1146–1151. https://doi.org/10.1126/science.aap9559

Walter, N., & Tukachinsky, R. (2020). A meta-analytic examination of the continued influence of misinformation in the face of correction: How powerful is it, why does it happen, and how to stop it? *Communication Research, 47*(2), 155–177. https://doi.org/10.1177/0093650219854600

Weidinger, L., Mellor, J., Rauh, M., et al. (2021). Ethical and social risks of harm from language models. *arXiv* (arXiv:2112.04359).